De Pai
para Filha

Inicialmente publicado nos Estados Unidos com o título:
FATHER TO DAUGHTER: Life Lessons on Raising a Girl

© 2003 by Harry H. Harrison, Jr.

Edição portuguesa negociada
com a Workman Publishing Company, New York

Tradução: Marcelina Amaral
Capa e design do livro: Paul Gamarello
Ilustrações: Matt Wawiorka
Fotografia na Capa: Julie Gang

Depósito Legal nº 211403/04

ISBN: 972-44-1217-2

Direitos reservados para língua portuguesa por
EDIÇÕES 70, Lda.
Rua Luciano Cordeiro, 123 – 2º Esqº - 1069-157 Lisboa / Portugal
Telefs.: 213190240 – Fax: 213190249
e-mail: edi.70@mail.telepac.pt

www.edicoes70.pt

Esta obra está protegida pela lei. Não pode ser reproduzida,
no todo ou em parte, qualquer que seja o modo utilizado,
incluindo fotocópia e xerocópia, sem prévia autorização do Editor.
Qualquer transgressão à lei dos Direitos de Autor será passível
de procedimento judicial.

Harry H. Harrison, Jr.

De Pai para Filha

edições 70

De Pai para Filha

1

Para educar uma rapariga são precisos dois:
a mãe para lhe mostrar como ser mulher,
o pai para lhe mostrar como ser independente.
A tarefa do pai é tornar a filha corajosa.
Sem medos. Para fazer com que se sinta bonita.
Para lhe dar um sentimento de aventura. Para
que se sinta segura e confiante.
A relação entre um pai e uma filha é muito simples:
ela amará o pai e confiará nele completamente,
para sempre.
Porque ele é o seu primeiro amor. O seu primeiro
herói. O primeiro homem da sua vida.

De Pai para Filha

3

As Cinco Chaves

1. Está sempre envolvido na vida dela.
2. Respeita e honra a mãe dela.
3. Saboreia cada momento com ela.
4. Reza por ela todos os dias.
5. Sê o seu herói.

Os Anos Maravilhosos

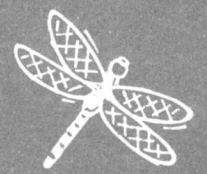

Os Anos Maravilhosos

6

Não esqueças que,
mesmo com uma semana de vida,
ela é uma menina.
Por isso, será tão graciosa e misteriosa
como qualquer outra menina.
Ser pai dela não vai alterar isso.

Os Anos Maravilhosos
7

Aceita o facto de que ela vai mexer com o teu coração sempre que lhe apetecer.

Os Anos Maravilhosos

8

Entra na vida dela agora.
Não esperes até aos seus 15 anos
para tentar iniciar uma relação.

Os Anos Maravilhosos

9

Ela pode parecer adorável,
mas atenção:
as exigências dela vão ser tão
grandes como as de qualquer rapaz.

Os Anos Maravilhosos

10

Quando chegares do trabalho,
anda com ela ao colo o
mais que puderes.
É bom para ti e é bom para ela.

Os Anos Maravilhosos

11

Canta baixinho enquanto a embalas.
Ela vai gostar de ouvir a tua voz,
e será uma boa maneira de passar
o tempo à uma da manhã.

Os Anos Maravilhosos
....
12

Não deixes de lhe tirar muitas fotografias,
pois ela muda de dia para dia.

Os Anos Maravilhosos

13

Diz-lhe desde o primeiro dia
que ela é capaz de conseguir
chegar onde quiser.

Os Anos Maravilhosos

14

Deixa-a adormecer no teu peito
enquanto é bebé.
É a altura em que o mundo
começa a fazer sentido.

Sim, é uma menina. Mas gritará
tão alto como qualquer rapaz
se estiver com fome,
cansada ou aborrecida.

Torna-a parte do teu mundo – deixa
que te veja fazer a barba, trabalhar,
ler ou descansar. Ela vai gostar muito
de passar o tempo contigo,
seja o que for que estejas a fazer.
Aproveita os bons momentos
enquanto duram.

Os Anos Maravilhosos

17

Fixa a cara dela na memória;
os olhos, as mãos.
Ela vai lembrar-se de tudo em ti.

Os Anos Maravilhosos

18

Diz-lhe "papá" as vezes que puderes.
Há uma boa hipótese de "pa-pá" ser a primeira palavra dela.

Os Anos Maravilhosos

19

Dá-lhe a conhecer as delícias do gelado e do molho de chocolate. Vai divertir-se tanto a brincar com eles como a comê-los.

Os Anos Maravilhosos
....
20

Dá-lhe banho.
Não deixes esse prazer só para a mãe.
É pura magia.

Os Anos Maravilhosos

21

Aceita o facto de que não a poderás acompanhar toda a sua vida. Afinal, ela vai ter de aprender a andar!

Os Anos Maravilhosos

22

Lembra-te de que se gritares
com um rapaz para não brincar
com a tomada da parede, ele disfarçará
ou fará outra coisa qualquer.
Uma menina começará a chorar.

Os Anos Maravilhosos

23

Quando ela palrar a sua conversa de bebé, responde sempre com um positivo "sim", "está bem", "decerto". Em breve lhe estarás a dizer "não" a cada passo.

Os Anos Maravilhosos
....
24

A mãe dela vai mostrar-lhe
como se fazem bolachas de chocolate.
E tu vais ensiná-la
a fazer sopinhas de leite com elas.

Os Anos Maravilhosos

25

Quando ela começar a andar,
tudo a que deitar a mão vai desaparecer.
Coloca chaves, carteira, comando de TV,
fora do alcance dela.

Os Anos Maravilhosos

26

Apesar de nunca vires a compreender
a paixão dela por bonecas,
vais comprar-lhe mais do que imaginas.

Ensina-a a contar.
Primeiro, os dedos dela.
Depois, os *smarties*, os *M&M*,
as maçãs, os pirilampos.

Os Anos Maravilhosos

28

As meninas emocional e
fisicamente saudáveis
são educadas num ambiente
em que há amor.
Faz tudo o que puderes para criar
um lar harmonioso e tranquilo.

Os Anos Maravilhosos

29

Ao jantar, deixa o cão deitar-se
debaixo da cadeira dela. A tua filha
será fonte de alimento para ele,
e o cão uma constante
caixinha de surpresas para ela.

Os Anos Maravilhosos
....
30

Investe numa conta de Poupança-Educação.
Já.

Os Anos Maravilhosos

31

Prepara-te para veres com ela os filmes de Walt Disney umas 200 vezes.
Cada um.

Os Anos Maravilhosos
....
32

A tua mulher pode pôr a tocar
as sinfonias de Mozart e Beethoven.
O teu papel é dar-lhe a conhecer os *Beatles*.

Os Anos Maravilhosos

33

Faz-lhe cócegas, brinca com ela,
anda com ela às cavalitas.
Ela não se parte.

Os Anos Maravilhosos

34

Não percas a maravilha que é observar mãe e filha juntas.

Os Anos Maravilhosos

35

Saboreia os momentos em que,
depois de alguns passos vacilantes,
ela te lança os bracinhos ao pescoço.
Resiste ao impulso de lhe oferecer o mundo.

Os Anos Maravilhosos

36

Confia na mãe para compreender
o mistério das meninas pequenas.
Tu ainda tens de decifrar
o das grandes.

Os Anos Maravilhosos

37

Se a levares numa viagem de avião
antes de ser capaz de falar,
há uma forte possibilidade de ela berrar
durante duas horas e meia.

Os Anos Maravilhosos
....
38

Incentiva-a
a andar descalça.

Os Anos Maravilhosos

39

Nunca, mas nunca, troces dela.

Os Anos Maravilhosos

40

Lembra-te que desde o princípio
a tua personalidade
vai ser um modelo para ela.

Os Anos Maravilhosos

41

Do mesmo modo
que tu a vais moldar,
ela moldar-te-á.

Os Anos Maravilhosos

42

Não penses que lá por ela
ser uma rapariguinha amorosa
não é capaz de atirar comida
ao chão com toda a gana.

Os Anos Maravilhosos

43

Compra-lhe um colar bonito.

Os Anos Maravilhosos

44

Quando a levares ao cinema, prepara-te para os cinco ou seis bonecos de peluche que ela leva consigo. E se os pais dos rapazes olharem para ti com estranheza, age como se o comportamento dela fosse normal.

Os Anos Maravilhosos

45

Ela vai querer um cachorrinho.
E também vai querer vesti-lo
com roupas e levá-lo a passear
no carrinho das bonecas.

Os Anos Maravilhosos

46

Vão às compras, só os dois.
Mas resiste ao impulso de
comprar tudo o que há na loja.

Os Anos Maravilhosos

47

Nunca te esqueças que ela é capaz de fazer tudo aquilo que um rapaz faz.

Os Anos Maravilhosos
....
48

De vez em quando escova-lhe o cabelo.
Ficarás surpreendido por saber
que ela vai querer que lhe faças isso
durante muito tempo.

Os Anos Maravilhosos
49

Nunca te esqueças que
os pais que dão apoio criam filhas
com elevada auto-estima.

Os Anos Maravilhosos
....
50

Lê para ela com frequência.
Em breve será ela a ler para ti.

Os Anos Maravilhosos

51

Faz uma prateleira para as bonecas dela e para a colecção de animais de peluche. Pede-lhe que te conte histórias sobre cada um deles.

Os Anos Maravilhosos
....
52

Dá-lhe uma fotografia tua para ela pôr na sua primeira carteirinha. Se tiveres sorte, andará sempre com ela.

Os Anos Maravilhosos

53

Faz lanches com ela.
Prova de tudo o que puser à tua frente.
Diz-lhe que está delicioso.

Os Anos Maravilhosos

54

Leva-a ao Jardim Zoológico.
Ela vai adorar os elefantes,
os leões, os macacos,
os animais pequenos, tudo.

Os Anos Maravilhosos

55

Compra-lhe um baloiço.
Contudo, se ela cair,
não faças disso uma tragédia.

Os Anos Maravilhosos

56

Encoraja-a
a brincar com rapazes.

Leva-a à pesca.
Vai achar desagradável a minhoca,
mas adorará enrolar o fio
com o peixe no anzol.

Os Anos Maravilhosos
....
58

Joga às escondidas com ela.

Os Anos Maravilhosos

59

Conversa com ela sobre
o que quer ser quando for grande.
Reforça a ideia de que tudo é possível.

Os Anos Maravilhosos

60

Não lhe toleres birras.
Nem agora, nem aos 15 anos.
A paz do lar beneficiará com isso.

Os Anos Maravilhosos

61

Restringe o uso da televisão,
a menos que queiras que ela cresça
com os valores que Holywood ensina.

Os Anos Maravilhosos

62

Dança com ela, sempre.
Ela nunca será nova de mais para isso.
Nem velha de mais.

Os Anos Maravilhosos

63

Se as meninas pequenas
não fizerem a sesta,
podem ficar com
um aspecto assustador.

Os Anos Maravilhosos

64

Calça-lhe umas galochas
e leva-a a chapinhar
nas poças enlameadas.

Os Anos Maravilhosos

65

As escadas rolantes fascinam as meninas pequenas, mas cuidado, é preciso vigiá-las.

Os Anos Maravilhosos
66

Faz um cartão
no dia de São Valentim
para lhe dares todos os anos.

Os Anos Maravilhosos

67

Leva-a a fazer equitação.
As meninas *adoram* cavalos.

Os Anos Maravilhosos
....
68

Deita-te de costas na relva com ela
e procurem formas nas nuvens.
É uma boa maneira de comunicar
com a vida quando se é jovem.

Os Anos Maravilhosos

69

Vais ver que as meninas pequenas
adoram pintar a cara.
As mais velhas também,
só que usam cosméticos.

Os Anos Maravilhosos
....
70

Está em casa a horas do jantar.
É muito importante.

Os Anos Maravilhosos
71

Acredites ou não, aos dois anos e meio
ela está pronta para uma bicicleta
com rodinhas.
Tu, contudo, podes não estar.

Os Anos Maravilhosos

72

Quando retirares as rodinhas, compra-lhe luvas de ciclista e um capacete. Evita-se pele esfolada e muitas lágrimas.

Os Anos Maravilhosos

73

Pergunta-lhe todos os dias como foi o seu o dia.
Partilha a curiosidade dela.

Os Anos Maravilhosos

74

Guarda os segredos dela. Assim, começará a acreditar nos homens.

Os Anos Maravilhosos

75

Fixa isto:
As meninas choram.
Muito.

Os Anos Maravilhosos
....
76

Claro que lhe podes dar um carrinho no seu aniversário.

Os Anos Maravilhosos

77

As meninas pequenas gostam de brincar com a água. Também gostam de tirar as roupas molhadas. Não te irrites com isso.

Os Anos Maravilhosos

78

Leva-a a passear no bosque.
Mostra-lhe as urtigas,
como atravessar um ribeiro
e como se orientar no regresso.

Deixa que ela te ensine:
o que aprendeu hoje na escola sobre
História, aritmética ou ciências naturais.
A cantar a canção favorita dela.
A fazer um bolo.
A pentear o cabelo da *Barbie*.

Os Anos Maravilhosos
....
80

Ensina-a a jogar póquer.

Os Anos Maravilhosos

81

Resiste à tentação de a deixar dormir
na tua cama se estiver assustada ou doente.
A independência começa na infância.
Em compensação, senta-te na cama dela
e fica no quarto até que volte a adormecer.

Os Anos Maravilhosos

82

Ensina-a a não ter medo dos rapazes, e a estar preparada para os enfrentar.

Os Anos Maravilhosos

83

Quando tiver idade suficiente, inscreve-a nas aulas de *karaté*. Isto é mais por ti do que por ela.

Os Anos Maravilhosos

84

Cultiva flores com ela. Mesmo que o teu jardim seja no peitoril da janela.

Os Anos Maravilhosos

85

Não te surpreendas se na sua
primeira noite fora em casa de uma amiga,
ela te telefonar às 3 da manhã
para a ires buscar.
O facto de ter saudades tuas
é uma coisa maravilhosa.

Os Anos Maravilhosos

86

Ela vai apaixonar-se por cachorros, gatinhos, pássaros, e peluches.
Isto pode não fazer sentido para ti.
Mas sorri.

Os Anos Maravilhosos

87

Se outra menina ou rapaz a magoar,
sentirás a natural
tendência para lhes bater.
Controla-te. E esse impulso não
esmorece à medida que a tua filha crescer.

Os Anos Maravilhosos

88

Ensina-a a subir a uma árvore.
E também a descer.

Os Anos Maravilhosos

89

Elogia-a com frequência.
Que ela saiba que a amas pelo que é.
Se lhe disseres isso
as vezes suficientes
ela lembrar-se-á pela adolescência
fora.

Os Anos Maravilhosos

90

Inventa histórias para lhe contar todas as noites. E ela que faça o mesmo. Estimula-lhe a imaginação.

Os Anos Maravilhosos

91

Lembra-te que as irmãs mais novas
idolatram, perseguem
e irritam os irmãos e
irmãs mais velhos.
E ninguém tem culpa disso.

Os Anos Maravilhosos

92

Ensina-a como e quando deve chamar o 112.

Os Anos Maravilhosos

93

Nunca é de mais dizê-lo:
não cedas ao impulso
de lhe comprar tudo.
(Arruinarás a família.)

Os Anos Maravilhosos

94

Aprende a interpretar os humores dela.
Virá o dia em que
não falará de tudo contigo.

Os Anos Maravilhosos
．．．．．．．．．．．．．．．．．．．．．．
95

Compra-lhe um
estojo de química de brinquedo.

Os Anos Maravilhosos
....
96

Participa da vida escolar dela.
Vai às reuniões de pais e professores.
Sabe o que se vai passando.

Os Anos Maravilhosos

97

Estimula-a a experimentar coisas novas
enquanto é pequena, pois assim terá
mais vontade de as viver
quando for mais velha.

Os Anos Maravilhosos
....
98

Ensina-a a ter orgulho de ser quem é.

Os Anos Maravilhosos

99

Surpreende-a aparecendo
na escola ao almoço,
com *Happy Meals* ou *pizza*.

Os Anos Maravilhosos
....
100

Respeita sempre
a sua privacidade.
E a sua modéstia.

Não te intrometas nas histórias
que ela e a mãe contam uma à outra.
Elas contar-te-ão quando quiserem.

Os Anos Maravilhosos

102

Lê-lhe notícias dos jornais.
Isso criará um hábito
para a vida inteira.

Os Anos Maravilhosos
103

Quanto mais cedo lhe comprares um computador, mais cedo o uso dele se tornará natural.

Os Anos Maravilhosos

104

Incentiva o interesse dela pela matemática e pela ciência, dentro e fora da sala de aula.

Os Anos Maravilhosos

105

Ensina-lhe como aplicar
um bom soco com a direita.
Isso vai dissuadir qualquer
rapaz de a importunar.

Começa cedo a falar com ela sobre drogas e álcool. Não vais querer que ela saiba dessas coisas por mais ninguém.

Os Anos Maravilhosos

107

Nunca discutas com a mãe
na presença dela.
Por mais difícil que seja,
vai dar uma volta.

Os Anos Maravilhosos

108

Ajuda-a a confiar nos seus instintos, especialmente quando uma pessoa ou um local não parecerem seguros.

Não esqueças que a sociedade
lhe está a transmitir os seus valores
24 horas por dia.
É preciso que lhe ensines os teus.

Os Anos Maravilhosos

110

Insiste para que não use maquilhagem até ir para a escola secundária.

Os Anos Maravilhosos

111

Nunca deixes que ela fale
indelicadamente contigo
ou com a mãe.
Ou seja com quem for.

Os Anos Maravilhosos

112

Ensina-lhe paciência,
gentileza e tolerância.
Se não o fizeres, daqui a muitos anos
vais desejar tê-lo feito.

Os Anos Maravilhosos

113

Expõe os desenhos dela no teu escritório. Porque é que tudo o que é bom tem de ir para o frigorífico?

Os Anos Maravilhosos

114

Leva-a ao campo de golfe. Dá-lhe um taco para ela poder dar umas pancadas nas bolas.

Os Anos Maravilhosos

115

Incentiva-a a cumprimentar as outras pessoas.

Os Anos Maravilhosos

116

Toma o pequeno-almoço com ela.
Isso dá-lhe mais um motivo para
estar a horas à mesa.

Os Anos Maravilhosos

117

Pensa antes de falares.
Mesmo sem querer,
podes acabar por a magoar.

Os Anos Maravilhosos

118

Ensina-lhe que as acções dela
são mais importantes
do que as palavras.

Os Anos Maravilhosos
....
119

Nunca te rias dos sonhos dela.

Incute-lhe os três R:
Respeito próprio.
Respeito pelos outros.
Responsabilidade por todas as acções.

Lembra-lhe que deve
corrigir um erro
sempre que ache que o cometeu.

Os Anos Maravilhosos
....
122

Estimula-a a passar tempo sozinha.

Os Anos Maravilhosos

123

Ensina-a a ler nas entrelinhas.
Contudo, não te esqueças que para isso,
provavelmente, ela terá uma melhor
capacidade inata do que tu.

Os Anos Maravilhosos

124

Partilha o teu saber com ela.

Os Anos Maravilhosos

125

Nunca a deixes esquecer que a amas.
Mesmo quando estás zangado com ela.

Os Anos Maravilhosos

126

Lembra-lhe que nunca
deve interromper
quando a estão a elogiar.

Pelo menos uma vez por ano,
leva-a a qualquer lado onde
nunca tenha estado.
Isso ajudará a desenvolver nela
o sentido de aventura.

Nunca percas uma récita,
um concerto, uma peça de teatro,
ou outra actividade dela.
Pelo menos até à licenciatura.

Os Anos Maravilhosos

129

Estimula-a a ser amável. Mesmo com a colega de que ninguém gosta.

Os Anos Maravilhosos
....
130

Certifica-te de que ela
te pode contactar 24 horas por dia.

Os Anos Maravilhosos

131

Quando não tiveres razão, diz-lho.
E pede desculpa.

Lembra-te de que ela precisa de uma forte auto-imagem *antes* de ser uma adolescente fora do comum. O amor do pai pode fazer toda a diferença.

Os Anos de Mistério

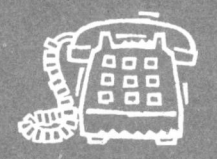

Os Anos de Mistério

134

Aceita o facto de que o anjo terno e
afectuoso com quem passaste
a última década
possa por vezes desaparecer.
Mas voltará.

Lembra-te de que as adolescentes
passam horas no quarto
a fazer qualquer coisa.
Nenhum homem conseguiu alguma vez
imaginar o que essa coisa realmente seja.

Os Anos de Mistério

136

Algumas vezes
(está bem, muitas vezes)
ela pode não saber o que quer.
O teu papel é ajudá-la a descobrir.

Os Anos de Mistério

137

Quando ela começar a desenvolver-se física e sexualmente, não te afastes dela.

Insiste em que ela vá para
a cama a uma hora razoável.
As meninas adolescentes precisam
de dormir mais do que os bebés.

Os Anos de Mistério

139

Resiste a instalar-lhe
um telefone no quarto,
por mais insistentemente que ela o peça.
Ficará acordada toda a noite a falar.

Elimina de casa as balanças
(ganhar peso durante a puberdade é normal).
Chama-lhe a atenção para uma alimentação
saudável, o exercício, e muito
tempo de sono.

Os Anos de Mistério

Diz-lhe que fica linda
com o aparelho nos dentes.
Mostra-lhe uma fotografia tua
com ele posto quando eras miúdo.

Procura conhecer todos os amigos dela.
A entrada na escola secundária marca o zénite da influência dos colegas.

Os Anos de Mistério

143

Lembra-te de que as regras mudaram.
As raparigas hoje brilham no futebol,
na matemática, no basquetebol,
na informática, na política, na natação...
Não a prendas.

Os Anos de Mistério
....
144

Lembra-lhe que a coisa mais sagrada entre um pai e uma filha é a confiança.

Os Anos de Mistério

145

Leva-a à escola de carro,
e dá boleia às colegas.
Ficarás a saber como passa os dias.

Lembra-te de que aos 13 anos, ela já ouviu falar de coisas como sexo, drogas, violência e álcool na televisão, nas revistas, nos filmes, e pelos colegas. Ainda bem que já lhe tinhas falado delas.

Os Anos de Mistério

147

P̲assem tempo juntos,
em família.

Recado: quando lidamos com uma jovem de 13 anos, para todos os efeitos lidamos com matéria ultra-sensível.

Os Anos de Mistério

149

Ouve a música que ela ouve
(e não te esqueças do que os teus pais
pensavam daquilo que tu ouvias).

Fala muito com ela acerca de
tomar decisões e de sexo.
Acerca das pressões dos colegas,
de amor, de namoro, de Deus.
Nunca se sabe se não será exactamente
dessas coisas que ela precisa que lhe fales.

Os Anos de Mistério

151

Explica-lhe que o mexerico corrói a alma.

Os Anos de Mistério
....
152

Nunca subestimes
a inteligência dela.

Está atento à linguagem
que usas com ela.
Insiste para que tenha
cuidado com a dela.

Está preparado se a ouvires
dizer que odeia a mãe.
Sê firme e intransigente quanto
à necessidade de respeitar as pessoas.

Os Anos de Mistério

155

Atribui-lhe tarefas em casa
e torna-a responsável.
Isso vai ajudá-la a estar
em contacto com a vida familiar.

Os Anos de Mistério

156

Ensina-a a não julgar as outras pessoas pela marca da roupa que vestem.

Ajuda-a a rever os trabalhos de casa
todos os dias e a estudar para os testes.
É uma maneira excelente
de passar tempo com ela.

Nestas idades as meninas
podem não se sentir à vontade
para falar daquilo de que
verdadeiramente precisam.
É nesta altura que ela mais precisa do pai.

As adolescentes reúnem-se em centros
comerciais. Leva-a lá.
Certifica-te de que ela sabe,
e tu também, quem a vai trazer a casa.

Os Anos de Mistério

160

Não imponhas mais restrições
à tua filha do que aquelas que
farias a um filho com
a mesma idade e maturidade.

Os Anos de Mistério

161

Aceita o facto de que as jovens dão gritinhos quando se sentem felizes ou confusas ou entusiasmadas ou assustadas ou simplesmente porque viram um rapaz especial.

Os Anos de Mistério

162

Diz-lhe que não há nada que ela não seja capaz de realizar.

Os Anos de Mistério

163

Diz-lhe para acreditar no verdadeiro amor, não em namoricos.

Quando ela estiver especialmente triste,
Senta-te com ela e tenta que ela fale
do que se passa. E lembra-te que
quanto mais ouvires, mais saberás.

Controla a televisão e os
filmes que ela vê.
Ou ela pode pensar que deveria
ser sexualmente activa,
perigosamente magra,
experimentar drogas
e andar com estrelas do rock.

Os Anos de Mistério

166

Lembra-te que muitas irmãs mais velhas tiranizam os irmãos mais novos.
Mas lembra-te também que a maior parte deles são capazes de pagar
na mesma moeda.

Os Anos de Mistério

167

Não compres revistas
que explorem mulheres.
Isso significa uma declaração do modo
como as vês a todas.

Os Anos de Mistério

168

Joga com ela ténis ou qualquer outro desporto, uma vez por semana. Mesmo que sejas um péssimo jogador, é um excelente meio de passarem tempo juntos.

Os Anos de Mistério

Quanto a *e-mails*, *sites* e *chats* na internet, é indispensável ter a certeza de que ela é capaz de reconhecer e evitar o perigo das más utilizações.

Se não achas bem a maneira como ela se arranja para sair, manda-a para o quarto para se arranjar de novo. Sê afável, mas firme.

Os Anos de Mistério

171

Haverá dias em que vais pensar
que estás a criar um E.T.
É nesses mesmos dias que
ela pensa que está a ser criada por um.

172

Não pode haver *piercings*
abaixo das orelhas –
é um assunto em que
um pai deve ser inflexível.

Os Anos de Mistério

173

A coisa mais enervante na primeira aula de dança será meter uma dúzia de raparigas no teu carro.

As raparigas podem ser montanhas russas emocionais, e os pais tendem a distanciar-se emocionalmente.
Ela é parte da tua vida.
Faz com que ela o perceba.

Os Anos de Mistério

175

Não deixes que ela
te ponha contra a mãe.

Haverá dias em que nada
do que digas lhe parecerá justo.
Não importa. És tu o adulto.
Diz o que achas que deve ser dito.

Quando ela estiver a ver
os modelos numa revista,
é uma boa altura para falar de penteados,
publicidade, e técnicas de persuasão.

Nunca lhe chames nomes, por mais furioso que estejas, seja o que for que ela tenha feito. Se o fizeres, ela vai lembrar-se disso para o resto da vida.

Os Anos de Mistério

179

Lembra-te de que muitas raparigas
recordam os tempos
da escola primária
como os piores da vida delas.
Está atento e envolvido.

Os Anos de Mistério

180

Recomenda-lhe que telefone se souber que vai chegar atrasada ou se ausentar do local combinado. Sempre.

Deves ser tu a primeira pessoa a levá-la a um concerto rock. Leva tampões para os ouvidos. Provavelmente já não te lembras que o som é tão alto.

Os Anos de Mistério

182

Ensina-a a ler as instruções de uso dos objectos com que não está familiarizada.

Os Anos de Mistério

183

É teu dever falar-lhe
de "tomar decisões" sobre sexo.

Os Anos de Mistério

184

Oferece-te para a levar
com os amigos ao cinema.
E limita-te a ouvir a conversa deles.

Não hesites em telefonar aos pais
das amigas se souberes ou suspeitares
do consumo de álcool,
drogas ou actividade sexual.
Também gostarias que te informassem
se estivesses no lugar deles.

Os Anos de Mistério

186

Nunca digas piadas sexistas. Mais tarde ou mais cedo virar-se-ão contra ti.

Diz-lhe para pensar antes de falar (e pratica aquilo que pregas).

Mete-lhe na cabeça
que há relação directa
entre estudar e boas notas,
boas notas e faculdade,
faculdade e sucesso.

Os Anos de Mistério

189

Ajuda-a a descobrir
aquilo que a apaixona,
e depois a alcançar o que pretende.

Os Anos de Mistério
....
190

Procura saber quem são os seus ídolos.
Se forem só cantores rock e modelos,
tens muito trabalho pela frente.

Os Anos de Mistério

191

Aceita isto: os rapazes agora fazem parte da vida dela.

Os Anos de Mistério

192

Compreende que é possível
que uma rapariga a quem nada falta
por vezes se possa sentir infeliz.
Nem sempre podes resolver
todos os problemas dela.

Os Anos de Mistério

193

Ela pode decidir castigar-te não falando. Goza a trégua.

Os Anos de Mistério

194

Haverá alturas em que te deixará espantado com a sua generosidade, ternura e gentileza.
Esse é o seu verdadeiro eu.

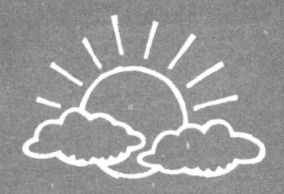

Raparigas & Espiritualidade

Raparigas & Espiritualidade

196

No dia em que nascer,
pede a Deus para te guiar
em todos os aspectos
da educação dela.

Raparigas & Espiritualidade

197

Ao jantar, fala sobre assuntos espirituais,
tanto quanto falas de desporto, política,
ou da mesada dela.

Raparigas & Espiritualidade

198

Leva-a à igreja todas as semanas.
Ela pode não partilhar o teu entusiasmo,
mas ao fim de 18 anos já terá
interiorizado a mensagem.

Raparigas & Espiritualidade

199

Perdoa-lhe quando ela procurar o perdão.
É a melhor maneira de ela aprender
a perdoar os outros.

Raparigas & Espiritualidade

200

Escreve-lhe um pequeno poema
que mencione o seu nome
e refira o muito que tu,
a mãe e Deus gostam dela.

Raparigas & Espiritualidade

201

Explica-lhe que Deus não fala em código.
Ela pode saber o que Ele pretende
se estiver em contacto com Ele.

Raparigas & Espiritualidade

202

Numa época em que somos bombardeados por imagens e alusões sexuais, ensina-a a ter exigência moral.

Raparigas & Espiritualidade

203

Estimula-a a juntar-se
ao grupo de jovens da igreja.

Raparigas & Espiritualidade

204

Diz-lhe que um caminho para a felicidade é nunca levarmos as coisas a peito.

Raparigas & Espiritualidade

205

De vez em quando faz-lhe perguntas sobre a sua vida espiritual. Se te perguntar o que queres dizer, prepara-te para uma conversa com ela.

Raparigas & Espiritualidade

206

Aconselha-a a olhar bem fundo dentro de si quando procura resposta para um problema difícil.

Raparigas & Espiritualidade

207

Ensina-a a rezar pelos seus inimigos.
A lista talvez inclua
colegas de escola e ex-namorados.

Raparigas & Espiritualidade

208

Ensina-a a viver cada dia como se fosse sagrado.

Raparigas & Espiritualidade

Incentiva-a a procurar a bondade nas pessoas, mas a estar prevenida contra o mal do mundo.

Raparigas & Espiritualidade

210

Convence-a de que ter
pena de si própria
é uma perda de tempo.

Raparigas & Espiritualidade

211

Ajuda-a a compreender
que há mais coisas na vida do que
vestir as calças de ganga da moda.

Raparigas & Espiritualidade

212

Diz-lhe que por vezes
Deus tem outros planos.

As Raparigas
& o Desporto

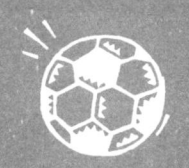

As Raparigas & o Desporto

214

Não sejas aquele pai que leva
o desporto da filha demasiado a sério.
Assim perderás muitos bons momentos.

As Raparigas & o Desporto

215

Quando for pequena,
inscreve-a em várias modalidades.
Após algum tempo, deixa-a decidir
por si aquelas que gostaria
de continuar a praticar.

As Raparigas & o Desporto

216

A primeira equipa de futebol dela pode até chamar-se "os amores-perfeitos". Poderás ter de usar uma camisola com amores-perfeitos. Há coisas piores.

Não te esqueças que as meninas pequenas nem sempre correm atrás da bola. Correm também simplesmente porque todos os outros correm.

As Raparigas & o Desporto

218

Se ela se magoar,
garante-lhe que vai ficar bem
(E tranquiliza a mãe, também).

As Raparigas & o Desporto

Quando são novas, o mais certo é que as raparigas sejam melhores em desporto do que a maioria dos rapazes.
Não deixes que isso te suba à cabeça.
Não é genética, é desenvolvimento infantil.

Primeira regra a fixar: as notas estão primeiro.

As Raparigas & o Desporto

221

Joga basquetebol, futebol ou ténis de mesa
com ela quando chegares a casa do trabalho.
Ela vai adorar jogar contigo.
E até é capaz de te vencer.

As Raparigas & o Desporto

222

Ensina-a a parar uma bola...
e como parar as bolas
que a vida lhe vai atirar.

As Raparigas & o Desporto

223

Leva-a a competições desportivas femininas. As atletas são bons exemplos para as jovens.

As Raparigas & o Desporto

Faz *jogging* com ela. Começa desde pequena, para que quando for mais rápida do que tu ela te continue a convidar para o fazerem juntos.

As Raparigas & o Desporto

Sim, as raparigas de hoje jogam futebol.
E podem vencer com facilidade.

As Raparigas & o Desporto

226

Não penses que por lhe comprares ténis
isso te vai evitar a compra
de outro tipo de sapatos.

As Raparigas & o Desporto

227

Inscreve-a em campos de férias com actividades desportivas.

As Raparigas & o Desporto

228

Não te esqueças que os desportos de
competição femininos já não são
praticados por senhorinhas,
Tal como os masculinos não são praticados
por jovens cavalheiros. A vida é dura.

As Raparigas & o Desporto

229

Está preparado para te surpreenderes com os desempenhos dela.

Por mais que te sintas tentado a isso,
não grites com os árbitros ou os adversários.
Vais envergonhá-la e parecer idiota.

As Raparigas & o Desporto

231

Se ela tiver 16 anos e ainda jogar,
aceita o facto de que não podes
ser o seu treinador.
Ela é melhor do que alguma vez podes ser.

As Raparigas & o Desporto

232

Aceita o facto de que pode
não ser fadada para o desporto.
Imensos músicos e matemáticos não
conseguiam acertar numa
casa a dois metros.

As Raparigas & o Desporto

233

Podes sentir a tentação de pintar a cara e a barriga com as cores da equipa dela. Resiste-lhe.

As Raparigas & o Desporto

234

Não penses que um rapaz é a única coisa capaz de lhe partir o coração. Perder o jogo também pode ser.

As Raparigas & o Desporto

Podes ter necessidade de te lembrar
de que a outra equipa não é maior.
A outra equipa não é mais velha.
A outra equipa não saiu da prisão feminina.

As Raparigas & o Desporto

Lembra-lhe que o desporto eleva
a auto-estima de uma jovem,
dá-lhe mais confiança,
e melhora o desempenho escolar.
Como se ela precisasse
de um pretexto.

As Raparigas & o Desporto

237

Ensina-a a perder com dignidade.

As Raparigas & o Desporto
....
238

Ensina-a a ganhar com elegância.

As Raparigas
& o Dinheiro

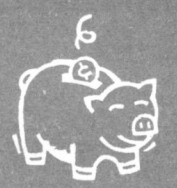

As Raparigas & o Dinheiro

240

Explica-lhe que o dinheiro não resolve todos os males.

As Raparigas & o Dinheiro

241

Dá-lhe um mealheiro em pequena.
Nunca se é nova de mais
para aprender o valor da poupança.

Dá-lhe oportunidades de ganhar
dinheiro desde tenra idade.
Mesmo uma criança pequena
pode arrumar o quarto,
ajudar a separar e dobrar a roupa,
a regar as plantas.

As Raparigas & o Dinheiro

Manda-a fazer pequenas compras
à loja ou supermercado,
para que aprenda lidar com dinheiro
e saiba o preço dos artigos básicos.

As Raparigas & o Dinheiro

Dá-lhe uma mesada regular. Poderá haver aumentos e bónus, mas devem ser merecidos.

As Raparigas & o Dinheiro

245

Incentiva-a a poupar algum do dinheiro que recebe nos seus aniversários.

As Raparigas & o Dinheiro

246

Ela vai querer ter uma carteira
mais cara do que a da mãe.
Fá-la perceber que há honra
num dia de trabalho árduo.
E dinheiro.

As Raparigas & o Dinheiro

247

Aprende a dizer-lhe
"isso não está ao nosso alcance".

As Raparigas & o Dinheiro
....
248

Ensina-lhe quanto se deve dar de gorjeta – e quando.

As Raparigas & o Dinheiro

Diz-lhe para não comprar nada
com o cartão de crédito
que não possa pagar no fim do mês.

As Raparigas & o Dinheiro

250

Ensina-a a poupar dinheiro.
Começa por lhe dar o exemplo.

As Raparigas & o Dinheiro

251

Avisa-a quanto às dívidas.

As Raparigas & o Dinheiro
....
252

Ensina-a a negociar.

As Raparigas & o Dinheiro
....
253

Ajuda-a a encontrar
um bom emprego.

As Raparigas & o Dinheiro

254

Se for necessário,
lembra-lhe que pedinchar,
chorar ou mendigar
não lhe darão acesso à carteira do pai.

As Raparigas & o Dinheiro

255

Ensina-a a ler
a página financeira do jornal.

As Raparigas & o Dinheiro

256

Ensina-a a levar o seu emprego a sério, qualquer que ele seja.

As Raparigas & o Dinheiro

257

Conversa com ela sobre o custo
das coisas na vida real.
As rendas de casa e as contas da água,
gás, electricidade podem representar
um verdadeiro choque
quando deixar o ninho.

As Raparigas & o Dinheiro

258

Explica-lhe que a maior satisfação
da riqueza é poder contribuir
para ajudar os outros.

Raparigas & Automóveis

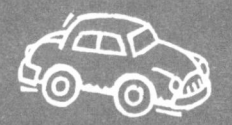

Raparigas & Automóveis

260

Vais ter de ensiná-la a guiar...
Sem a fazer chorar.

Raparigas & Automóveis

261

Deixa que seja ela a conduzir-te.
Senta-te ao lado, olha a paisagem,
e não a critiques.
Será assim que ela ganhará confiança.

Raparigas & Automóveis

262

Tens de perceber que o seguro do automóvel dela vai custar uma fortuna.

Raparigas & Automóveis

263

Deixa muito claro que esperas
que ela use sempre o cinto de segurança
Mesmo por cima do vestido de noite.

Raparigas & Automóveis

264

Mostra-lhe como se muda um pneu.
Mesmo assim ela pode
acordar-te à 1 da manhã,
mas numa noite podes não estar por perto.

Raparigas & Automóveis

265

Certifica-te de que ela aprendeu a conduzir com tempo chuvoso, com neve, e em estradas geladas. Insiste nisso até que ela seja capaz de conduzir com confiança nessas condições.

Raparigas & Automóveis
....
266

Inscreve-a no Automóvel Clube, e faz com que traga sempre consigo o cartão.

Se para ti e para a tua mulher
é importante chegar a horas
a qualquer lado, tem à mão
um duplicado das chaves do carro.

Raparigas & Automóveis

268

Antes de arrancar no carro sozinha,
lembra-lhe que os olhos devem estar
sempre fixos na estrada,
mesmo quando
o CD terminou ou no rádio está a tocar
uma canção que ela detesta.

Raparigas & Automóveis

269

Enquanto ela ainda
não tem experiência,
restringe o número de amigos
que pode
levar no carro de cada vez.

Raparigas & Automóveis
....
270

Ensina-a a ler um mapa de estradas.

Raparigas & Automóveis

271

Tirem juntos um curso de condução defensiva. Ambos receberão informações importantes sobre como conduzir em segurança.

Raparigas & Automóveis

272

Não julgues que,
só por ser uma rapariga,
é automaticamente
uma condutora segura.

Raparigas & Automóveis

273

Lembra-te – e (lembra) à tua filha – que nenhuma adolescente necessita de um carro novinho em folha.

Raparigas & Automóveis

274

Lembra-te de que o principal objectivo
na compra do primeiro carro dela é
proporcionar-lhe segurança com o maior e
mais resistente carro de combate
que encontrares.
A vizinhança pode não dormir melhor
por causa disso, mas tu sim.

Dá-lhe um telemóvel
só para as emergências.
Define com ela o que é uma emergência:
ela pode pensar que é quando está
sem falar ao namorado
há mais de meia-hora.

Raparigas & Automóveis

Convence-a de que deve meter gasolina
quando o nível do depósito
estiver a um quarto,
e não quando a agulha no mostrador
estiver na reserva.

Estabelece leis severas
acerca de beber e conduzir.
E não hesites em as impor.

Raparigas & Automóveis

278

Ensina-lhe que a coisa mais importante num carro é que pegue todas as manhãs.

Raparigas & Rapazes

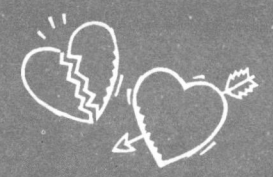

Vão começar a aparecer-te por casa
rapazes com aspecto esquisito.
Isso é de esperar,
porque os adolescentes
têm um aspecto esquisito.

Raparigas & Rapazes

281

Ela que veja, pela maneira como tratas a tua mulher, como se espera que um homem trate uma mulher.

Raparigas & Rapazes

282

Diz-lhe para não avaliar os homens pelo seu aspecto ou dinheiro.

Raparigas & Rapazes

283

Ensina-lhe como olhar um rapaz de frente e dizer "Não".

Raparigas & Rapazes

284

Não brinques com ela sobre namorados. Ela pode não ter um, e ser levada a sentir que deveria ter.

Raparigas & Rapazes
285

Acompanha-a a uma festa na escola.
Ficarás a saber imenso sobre
os rapazes da vida dela.

Se ela subitamente se tornar
uma fanática de futebol,
mesmo que até então
detestasse o jogo,
podes estar certo de que
há um rapaz de permeio.

Raparigas & Rapazes

287

Diz-lhe que se se comportar como uma tonta para atrair a atenção dos rapazes, atrairá rapazes tontos.

Raparigas & Rapazes

288

Não penses que todo o rapaz que apareça lá por casa é uma ameaça à virgindade da tua filha.
Ele bem pode ser a forma de ela passar a História.

Raparigas & Rapazes

289

Explica-lhe que há rapazes perigosos e rapazes sérios, e como se notam as diferenças.

Raparigas & Rapazes

290

Se um rapaz pára na rua
e buzina para a chamar,
sai e tem uma conversinha com ele.
Explica-lhe que a tua filha responde
à campainha da porta.

Raparigas & Rapazes

291

Lembra-te de que é bom que os rapazes das relações dela pensem que és ligeiramente instável.

Raparigas & Rapazes

292

Diz-lhe que não se sinta deslumbrada só porque um rapaz de um ano mais avançado a convidou para sair.

Raparigas & Rapazes

293

Não a sigas na primeira vez que ela sair de carro com o namorado. (Tentação não vai faltar).

Raparigas & Rapazes

294

Lembra-te de que os marcianos
que aparecem à porta da tua casa
à procura da tua filha também têm pais.

Pergunta a ela e ao namorado
que planos têm para a noite.
Se não te parecerem bem,
ajuda-os a fazer outros.
A tua filha vai detestar isto.
Não tem importância.

Raparigas & Rapazes

Certifica-te que a noite termina
com o rapaz a trazê-la a casa,
e que não a leva a casa de outra rapariga.
A não ser que conheças e confies
na família dela. E no rapaz.

Raparigas & Rapazes
....
297

Avisa-a de que o primeiro
namorado não vai ser o último.
E para agir de acordo com isso.

Raparigas & Rapazes

298

Fica a saber que ela não vai gostar se te tornares mais amigo do namorado do que ela é.

299

Fica acordado até que ela chegue.
Saber que o pai estará à porta para
a acolher terá um efeito muito positivo
no seu processo de tomada de decisões.

Raparigas & Rapazes

300

Lembra-te de que todos os corações das raparigas ficam destroçados. E tu nada podes fazer para consertar o dela. Perseguir o rapaz também nada resolve. Por outro lado, ela também partirá uns quantos corações.

Tens que perceber que conversar com a tua filha acerca de sexo será sempre difícil. Mas serão também as conversas mais importantes que terás com ela.

Raparigas & Rapazes

302

Se ela começar a ficar melancólica à mesa, a responder torto à família e a recusar falar a determinado rapaz, podes ter a certeza de que também lhe está
a tornar a vida num inferno.

Raparigas & Rapazes
....
303

Ensina-a a nunca confundir
maus tratos com amor.
O comportamento violento dele
não significa interesse por ela.

Deixa bem claro que ela não deve entrar
num carro com alguém embriagado,
por muito "apaixonada" que esteja por ele.
Diz-lhe que te telefone.

Raparigas & Rapazes

305

Ela que saiba que pode telefonar-te em qualquer altura para a ires buscar. Foi para isso que se inventou o telemóvel.

Raparigas & Rapazes

306

Não te envolvas demasiado na sua vida amorosa. Ficas maluco.

Raparigas mais Velhas

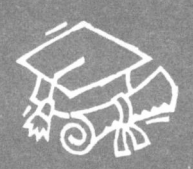

Raparigas mais Velhas

308

Abraça-a todas as noites antes de ela se ir deitar. Mesmo quando ela tiver 18 anos. É importante lembrarmo-nos daquilo que realmente importa.

Raparigas mais Velhas
309

Nunca esqueças que
a tua influência é enorme.
A maneira como levas a tua vida
terá um impacto directo
no êxito da sua própria vida.

Raparigas mais Velhas

310

Ajuda-a a estabelecer metas.
Se ela não tiver objectivos a alcançar,
está a preparar-se para quê?

Raparigas mais Velhas

311

Naquelas raras ocasiões em que ela realmente deseja conversar contigo, desliga a TV e ouve-a. Nunca se sabe quando isso voltará a acontecer.

Raparigas mais Velhas

312

Mostra-lhe como se dá um aperto de mão com firmeza.

Raparigas mais Velhas

313

Não permitas que os seus maus humores
ou má disposição te afastem dela.
É nesses momentos que mais precisa de ti.

Raparigas mais Velhas

314

Não tens qualquer poder sobre a quantidade de champôs, bronzeadores, cremes para a pele e tratamento de cabelo, máscaras, perfumes, colónias, loções de banho, que ela vai querer comprar. Aceita isso.

Raparigas mais Velhas

315

Garante-lhe que é linda.
Mas lembra-lhe as outras
fabulosas qualidades que também tem.

Raparigas mais Velhas

316

Encoraja-a a competir –
a concorrer à chefia da turma,
à equipa da universidade, a arriscar.

A competição para a peça de teatro, para a representação da universidade, para as associações académicas pode ser absolutamente feroz, e perder será sempre difícil e penoso. Se ela não ganhar, conforta-a, mas incita-a a tentar de novo.

Raparigas mais Velhas

318

Conversa com ela sobre a faculdade.
Sobre carreiras profissionais.
Sobre os seus sonhos.

Raparigas mais Velhas

319

Sê firme acerca do respeito devido
às tradições familiares.
Virão a ser mais importantes
para ela do que possas imaginar.

Raparigas mais Velhas

320

Se estiveres arreliado com ela, não tragas à baila mágoas antigas. Procura resolver as de hoje.

Raparigas mais Velhas

321

Aprende a sua linguagem. Quando ela diz que o encontro que teve foi "fixe", o que é que realmente quer dizer?

Raparigas mais Velhas

322

Lembra-te de que as modelos
são mais magras do que 98 %
das mulheres e das jovens.
Não a deixes pensar que pode
fazer dieta ou exercício
para ter um aspecto desses.

Raparigas mais Velhas

323

Não interfiras nas quezílias
entre ela e a mãe,
a não ser que aches que estão a ser
completamente irracionais.
O risco é teu.

Raparigas mais Velhas

324

Dá grandes passeios a pé com ela. Se souberes ouvi-la, talvez te conte aquilo que lhe vai na alma.

Raparigas mais Velhas

325

Ensina-a a não ter tudo como certo, e ainda menos as pessoas.

Raparigas mais Velhas

326

Elabora todos os anos uma lista das coisas que lhe estão vedadas, baseada na idade e maturidade dela. Resigna-te ao facto de que se queixará sempre disso, até chegar à universidade.

Raparigas mais Velhas

327

Nunca a critiques diante dos amigos dela.

Raparigas mais Velhas

328

Ensina-a a evitar pessoas irresponsáveis.

Faz com que ela adira a clubes
ou organizações académicas.
Poderá dizer que é uma perda de tempo
e que as suas amigas não alinham nisso.
Mas ela vai conhecer
outros jovens com objectivos,
além de que são coisas
que ficam bem no *curriculum*.

Raparigas mais Velhas

Lembra-te: se a sua vida familiar for desequilibrada, o resto da sua vida também o será.

Raparigas mais Velhas

331

Ensina-a
a respeitar-se a si própria.

Raparigas mais Velhas

332

Não a deixes faltar à escola a pretexto de arranjar o cabelo para uma festa. A menos que queiras ter uma rapariga oca.

Raparigas mais Velhas

333

Lembra-te de que, para ela,
és a definição de um homem.
Se beberes, fumares e consumires drogas,
é mais que provável que os homens
da vida dela também o façam.

Raparigas mais Velhas

Ela dirá que lhe estás sempre a pregar sermões; e tu dirás que nunca te dá ouvidos. Ambos terão razão.

Raparigas mais Velhas

335

Ajuda-a a tornar-se independente de ti.

Raparigas mais Velhas

Se ela se envergonhar
do teu carro ou do dela,
ou da casa em que mora,
ainda tem muito que crescer.

Raparigas mais Velhas

337

Incentiva-a a oferecer-se para tarefas de voluntariado. Uma boa cura para uma adolescente egoísta é o trabalho comunitário.

Raparigas mais Velhas

338

Ensina-a
a tomar a dianteira.

Ela decidirá que estás a necessitar de uma remodelação completa do teu guarda-roupa.
Cuidado!
Isso não vai fazer com que estejas na onda.

Raparigas mais Velhas

340

Deixa-a cometer erros.

Raparigas mais Velhas

341

Demonstra-lhe que as desculpas não são necessárias.

Raparigas mais Velhas

342

Se ela aos 15 anos
puser um vestido comprido,
maquilhar a cara e se pentear,
pensa duas vezes antes
de a deixar sair de casa.

Raparigas mais Velhas

343

Tens que perceber que não podes ser tudo para ela.

Raparigas mais Velhas

344

Chama-lhe a atenção para o facto de o êxito parecer acompanhar aqueles que começam cedo e trabalham até mais tarde.

Raparigas mais Velhas

345

No que toca a festas,
a informação nunca é de mais.
Telefona aos pais dos organizadores
e averigua se eles vão estar presentes.
Se suspeitares que vai haver álcool,
não a deixes ir.

Raparigas mais Velhas

346

Não julgues que alcançaste
o compromisso ideal ao permitir
que ela e os amigos bebam
em tua casa.
Apenas a estás a ensinar a beber.

Raparigas mais Velhas

347

A juda-a a aprender
a sentir-se bem com o silêncio.

Raparigas mais Velhas

Um dia, provavelmente,
ela far-te-á perguntas sobre
contraceptivos e aborto.
Está preparado para lhe responder.
Mas não faças juízos precipitados.

Raparigas mais Velhas

349

Explica-lhe que o ciúme só serve para as pessoas se sentirem pior.

Raparigas mais Velhas

350

Lembra-lhe constantemente que ela tem poder para mudar o mundo.

Raparigas mais Velhas

351

Estimula-a a sentir-se contente com os êxitos das outras pessoas.

Raparigas mais Velhas

352

Vai com ela conhecer as instalações da faculdade que escolheram.

Mesmo quando ela já estiver
quase a ir para a universidade,
procura saber sempre onde vai à noite
e onde esteve na noite anterior.

Raparigas mais Velhas

Não te esqueças de que ela deve
enfrentar as consequências das suas acções.
São as melhores professoras.
Ela não aprenderá nada se for apanhada
a cometer qualquer irregularidade
e tu vieres em socorro dela.

Ensina-a a defender
as suas decisões.
E a estar disposta a mudar de ideias.

Raparigas mais Velhas

356

Haverá momentos em que preferirias arrancar um dente a ter uma conversa particular com ela. É nessas alturas que deves agir como um pai.

Raparigas mais Velhas

357

Prepara-te para o dia
em que deixarás de ser
o homem mais importante da sua vida.

Raparigas mais Velhas

358

Convence-a a não ficar paralisada pelo medo. Ou pelo receio de falhar.

Raparigas mais Velhas

359

Ajuda-a a escolher a universidade
que deseja frequentar,
e depois a preencher
o processo de candidatura.

Raparigas mais Velhas

360

Não permitas que ela escolha
uma universidade só porque
é para lá que vai o namorado.

Raparigas mais Velhas

361

Acredita nela.

Raparigas mais Velhas

362

Notarás que na época antes de ir para a faculdade, as noites dela começam quando te vais deitar.

Raparigas mais Velhas

363

Leva-a a jantar fora,
só vocês os dois.

Raparigas mais Velhas

Ensina-lhe as três chaves da sabedoria:
não acreditar em tudo o que ouve,
não gastar tudo o que tem,
não dormir tudo o que quer.
O que lhe vai ser difícil até se licenciar.

Raparigas mais Velhas

365

Ensina-lhe que um grande amor
e as grandes realizações
envolvem grandes riscos.

Raparigas mais Velhas

366

Pratica a arte do compromisso.

Raparigas mais Velhas

367

Ela que saiba que
a verdadeira felicidade
vem de dentro de nós.

Raparigas mais Velhas

368

Explica-lhe que não se obter
aquilo que se quer
é por vezes um golpe de sorte.

Raparigas mais Velhas

369

Lembra-lhe que o seu carácter será o seu destino.

Raparigas mais Velhas
....
370

Adverte-a para o risco de trabalhar *demasiado*.

Raparigas mais Velhas

371

Ensina-a a não se agarrar demasiado a nada.

Raparigas mais Velhas

372

Explica-lhe que o falhanço
é parte integrante do êxito,
e que deve continuar a tentar.

Raparigas mais Velhas

373

Inspira-a para que nunca desista.

Raparigas mais Velhas

Dá uma olhadela pelo quarto dela:
os quadros, as fotografias, os objectos.
São as recordações dela.
Foi a infância que lhe deste.

Raparigas mais Velhas

375

Lembra-te que se te vai partir o coração quando ela for para a universidade. Mas hás-de sobreviver.

Raparigas mais Velhas
....
376

Diz-lhe que ela é a filha com que sempre sonhaste.

E por fim,

Raparigas mais Velhas

378

Deixa-a partir.